MÉMOIRE ET OBSERVATIONS

SUR

LA VACCINE

PAR

M. Decazis Pierre,

Chirurgien à Mazamet (Tarn), Membre des Sociétés royales de médecine de Montpellier , Toulouse, Lyon, Bordeaux , de l'Institut historique de Paris, de la Société des sciences physiques, chimiques et arts agricoles et industriels de France.

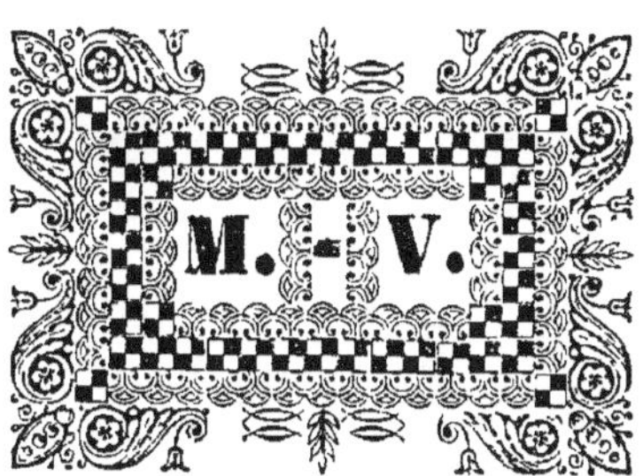

CASTRES,

IMPRIMERIE DE VIDAL, RUE DU TEMPLE, 13.

—

1845.

MÉMOIRE ET OBSERVATIONS

SUR

LA VACCINE

PAR

M. Decazis Pierre,

Chirurgien à Mazamet (Tarn), Membre des Sociétés royales de médecine de Montpellier, Toulouse, Lyon, Bordeaux, de l'Institut historique de Paris, de la Société des sciences physiques, chimiques et arts agricoles et industriels de France.

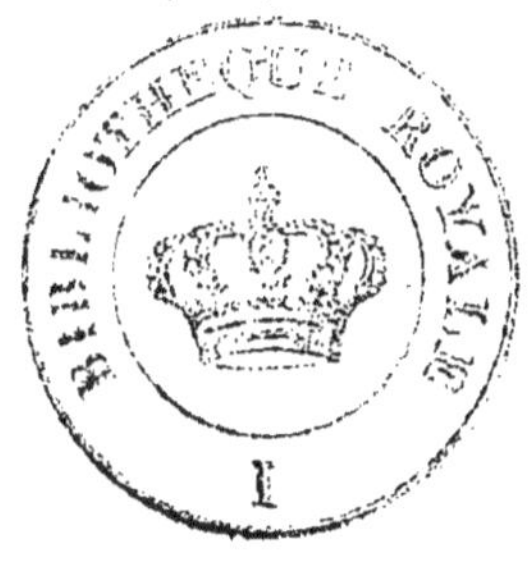

CASTRES,

IMPRIMERIE DE VIDAL, RUE DU TEMPLE, 13.

1845.

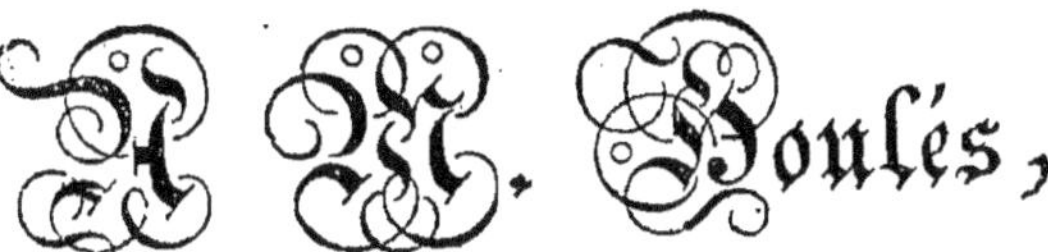

Chevalier de l'Ordre Royal de la Légion
d'Honneur et Maire de la commune de
Mazamet (Tarn.)

Au Magistrat intègre,
Au Négociant habile.

D. P.

AVANT-PROPOS.

Le médecin observateur est une sentinelle avancée qui veille continuellement au bien de l'humanité : aussi dès qu'une découverte est faite, il y court avec avidité, afin d'en recueillir tout le fruit; mais, pour cela, il est obligé de faire des expériences, des épreuves et des analyses; c'est ce qui est arrivé à l'occasion de la belle découverte Jeannérienne (1). L'éruption pustuleuse qui survenait aux mains des personnes qui soignaient

Nous devons dire en l'honneur de notre patrie, que ce n'est pas un médecin anglais qui a eu l'heureuse idée d'inoculer le premier le cowpox à l'homme; mais que cette découverte appartient à Rabaud-Pomier, ministre protestant, à Montpellier.

à la fois les chevaux et les vaches, a donné
lieu à des études et à des expériences fréquemment répétées, afin de connaître si le cowpox
était le résultat de l'humeur qui découle des
pieds des chevaux, lorsqu'ils sont atteints de
cette maladie appelée gréaze, ou s'il appar-
tenait essentiellement à la vache. Cette question résolue par quelques hommes de l'art,
on a dû étudier, encore avec plus d'intérêt,
celle de savoir si la matière du cowpox transmise à l'espèce humaine pouvait la garantir
de la variole; à cet effet on fit des expériences, et les douces espérances se réalisè-
rent; car il fut démontré que l'inoculation
du cowpox préservait de la variole. Mais
cette vérité ne parut pas même vraisemblable
à quelques hommes, et la pratique de l'inoculation vaccinale fut blâmée à la fois par des
hommes de l'art, et par le clergé qui, du haut
de la chaire, tonna de sa puissante voix, et
la propagation de la vaccine éprouva un
temps d'arrêt : mais le médecin philanthrope,
infatigable dans ses expériences et ses recher-

ches, démontra d'une manière évidente, à l'occasion d'une épidémie variolique, les avantages inappréciables de l'inoculation vaccinale. Un succès aussi éclatant, joint à un rapport que présenta Lacondamine à l'Académie des sciences, ramena tous les esprits judicieux, et les facultés de théologie et de médecine favorisèrent alors la propagation de la vaccine; mais il reste des ennemis à notre heureuse découverte; car on trouve des hommes qui lui refusent encore l'effet antivariolique.

Que devons-nous faire à notre époque pour finir d'extirper les doutes qui alimentent les préjugés? Marcher sur les traces des Jeanner, des Aubert, des Lacondamine, des Antoine Petit, des Husson, etc., etc., qui ont prouvé par des faits que la vaccine est le seul antivariolique. Aussi nous nous sommes empressé de répondre à l'Académie, en traitant les questions qu'elle a proposées; et si nous nous sommes décidé à donner de la publicité à notre travail, c'est que ce corps savant a bien voulu l'accueillir favorablement. Au reste, désirant d'être utile et n'ambitionnant que de faire du bien, nous avons voulu qu'on connût nos expériences, afin que nos confrères et le public en retirent le peu de fruit qu'elles portent; car, ainsi que le dit Jean-Jacques Rousseau : « *Le bien seul qu'on fait, nous reste,* » *et c'est par lui que l'on est quelque chose.* »

MÉMOIRE ET OBSERVATIONS

SUR

LA VACCINE.

> « Si l'on s'expose à perdre ses
> peines, ce doit être au moins en
> s'occupant d'un objet utile, afin
> que la bonne volonté serve d'ex-
> cuse, et que des efforts infruc-
> tueux paraissent encore dignes
> d'estime. »
>
> (LORDAT.)

LES guerres les plus sanglantes ne dépeu-
plent pas une nation comme ces épidémies
contagieuses qui apparaissent et qui ont la
fâcheuse faculté de parcourir, non pas une
partie du globe terrestre, mais le monde en-
tier. La variole est un de ces fléaux que nous
voyons malheureusement arriver trop souvent ;

mais grâce à la précieuse découverte Jeannérienne, elle fait aujourd'hui moins de ravages, et nous avons même la douce espérance
de rayer cette maladie de nos cadres noso-
graphiques. Pour atteindre ce but, c'est-à-dire
bannir à jamais une affection qui fait le dé-
sespoir de l'espèce humaine, l'homme de l'art
doit redoubler de zèle et d'efforts pour propager la vaccine, seul prophylactique de ce
fléau destructeur.

Depuis l'importation du virus vaccin en Europe, la société entière demande si l'inoculation de ce virus est un antidote contre la
variole, et l'Académie royale de médecine a
maintes fois mis en question et discuté ce fait
pratique. On se demande encore si le virus
vaccin agit temporairement et si en vieillis-
sant il a dégénéré. La solution de ces trois
questions est de la plus haute importance,
car les détracteurs de la vaccine qui sont,
en petit nombre, il est vrai, ne manquent
pas d'invoquer des faits mal observés, pour
décréditer ce bienfait éminent de l'Etre su-
prême, et dont la belle découverte garantit
chaque jour des milliers individus de la mort,
ou bien de la perte de quelques organes pré-
cieux à l'homme. Nous aurons donc à exa-
miner dans l'état actuel de la science : 1° si

le virus vaccin est un préservatif incontestable de la variole; 2° s'il agit temporairement; 3° s'il a dégénéré.

Pour résoudre ces questions, nous invoquerons des faits; car ce n'est que par des
faits que nous pouvons faire avancer la
science.

Première question.

Le virus vaccin est-il un antidote contre
la petite vérole? Non. En tant qu'on prend
le mot antidote dans une acception rigou-
reuse, car, il faut en convenir, il n'existe dans
la nature, ainsi que l'a dit M. Cany, aucun corps jouissant d'une propriété absolue,
c'est-à-dire capable d'agir toujours de la même manière et de produire constamment les
mêmes effets; mais nous pouvons assurer a-
vec un grand nombre d'observateurs que les
vaccinations très-répandues ont arrêté, ou
du moins puissamment modifié, la marche et
l'intensité de la petite vérole; et, pour se convaincre de ce fait, on n'a besoin que de com-
parer les listes des victimes que faisait la
petite vérole avant l'importation du vaccin
en Europe, et celle qui constate les victimes
qu'elle fait à notre époque. Citons quelques

faits pour justifier ce que nous avançons.
Faust est arrivé d'après son calcul à reconnaître qu'en l'année 1794 , l'Europe perdait
400,000 sujets, et, d'après Lacondamine ,
la France en aurait perdu, dans l'espace de
trente années, 760,000. Le comité central
de Londres signale qu'une contrée perdit
dans un an 45,000 sujets, et, en 1720, ce
fléau en moissonna, à Paris, 20,000; le médecin pouvait-il rester spectateur passif de
telles calamités? Non. Aussi, dès-lors que le
virus vaccin fut importé en Europe, des comités se formèrent pour le propager et en
étudier les effets. L'Angleterre forma des
établissements; la France eut M. Thouret,
qui , à l'instigation du duc de Laroche-
foucauld , propagea cette précieuse découverte, et bientôt tous les départements formèrent des comités, afin que la nation entière profitât de ce bienfait. Le département
du Tarn ne fut pas le dernier à accepter et
à propager avec activité la vaccine. Un chirurgien distingué par son savoir et son ha-
bileté, Jacques Rigal, de Gaillac, dont le
souvenir nous rappelle de profonds regrets,
fut un des premiers qui fit jouir notre département de la découverte Jeannérienne et
sut stimuler le zèle de ses confrères, pour

la propager dans les contrées les plus reculées de nos montagnes. Mon père, chirurgien à Brassac, mit de suite la main à l'œuvre et a vacciné, dans l'espace de 40 ans environ, près de 12,000 sujets.

Les médecins français firent encore tout leur possible pour propager le virus vaccin dans les autres nations, et bientôt la Hollande, la république de Gènes, la principauté de Monaco, Stokolm, Madrid, St.-Pétersbourg, Tarente, etc., etc., furent pourvus, et les vaccinations se pratiquèrent sur tous les points de l'Europe (1).

Quand on jette un coup-d'œil sur les pertes que nous a fait éprouver la petite vérole, avant l'importation de la vaccine, et qu'on voit combien est réduit le nombre des victimes depuis que l'inoculation vaccinale se pratique dans toutes les nations, ainsi que le prouve le rapport central du comité de Londres, qui porte le chiffre de la mortalité occasionnée par la variole, pendant l'année 1834, à deux cents sujets, et les rapports des comités des autres nations qui donnent, à quelque chose près, les mêmes résultats. D'un autre côté, nous avons observé que les vaccinés qui ont

____

(1) Voyez l'article Vaccine sur le dictionnaire des sciences médicales.

été atteints du fléau en ont peu souffert, puisqu'ils n'ont eu à regretter ni la perte d'aucun membre, ni la dégradation de ces physiono-
mies que la nature se plaît à orner et à em-
bellir par des traits gracieux; cela est attesté
par les rapports qu'on nous a faits sur les
épidémies qui ont régné à Edimbourg en 1818-
19, à Norwich en 1820, à Toulouse en 1838
et celles que nous avons observées dans nos
contrées en 1825; tout nous prouve d'une manière incontestable que le virus vaccin garantit beaucoup d'individus de la mort, et qu'il
modifie si fort la marche de la variole, que
les sujets vaccinés n'en éprouvent qu'une at-
teinte légère. On a même observé que la vaccine était en partie cause de l'accroissement
de la population (1). Il résulte de tous ces
faits, que le virus vaccin n'est pas un antidote dans l'acception du mot; mais que l'expérience peut le placer aujourd'hui dans le ca-
dre des agents thérapeutiques, qui modifient
et détruisent parfois la dyscrasie variolique,

(1) M. le Préfet de la Moselle porte l'excédant des naissan-
ces dans son département à 15,000 depuis l'introduction de
la vaccine, et ce fait est corroboré par ce qu'a dit M. Rigal
fils, dans son rapport de 1834 sur la vaccine. Il résulte de
mes observations, dit ce dernier, que la mortalité a été d'un
huitième de moins dans mon arrondissement, les huit années
postérieures à l'introduction de la vaccine.

disposition qui, par le concours d'une de ces choses que nous ne pouvons apprécier à priori, détermine cette affection qui décime les hommes, ainsi que l'a dit Lacondamine.

Deuxième question.

Le virus vaccin agit-il temporairement? Oui. Mais avant de donner des preuves matérielles que la vaccine n'agit que temporairement, il nous paraît indispensable d'entrer dans quelques détails sur l'origine de la variole, ce qui nous conduira à reconnaître la disposition qu'a l'espèce humaine à ce genre de maladie; car cette disposition reconnue, il nous sera facile de prouver l'action temporaire du virus vaccin.

Histoire de la variole.

La variole n'a pas existé de tous les temps et dans tous les pays; elle a été importée en Europe, d'après quelques auteurs, par les Sarrasins, vers le 8me siècle, lors de l'invasion de ce peuple en Espagne, en Sicile, à Naples et dans la première Narbonnaise; elle marcha rapidement dans les pays méridionaux et plus lentement dans le nord, ainsi que dans les contrées où les peuples vivaient isolés , dans les îles et les presqu'îles de la mer des Indes chez les nations améri-caincs, soit du continent, soit des Antilles , et tous les habitants du grand nombre d'îles de la mer pacifique. Toutes ces populations n'éprouvèrent cette grave maladie qu'après qu'elles eurent été visitées par les Européens (1). Maintenant chercher dans l'histoire de ce fléau son origine et comment il a apparu, c'est-à-dire la cause essentielle qui l'a occasionnée sur le premier sujet, c'est un problême qu'il est impossible de résoudre : mais ce qu'il y a de positif pour nous, c'est qu'il y a plusieurs siècles qu'elle nous a été portée et qu'elle nous a été transmise par contagion; cela est bien démontré et bien établi.

D'après cet état de choses, pouvons-nous dire que cette maladie est produite par la constitution météorologique (2) ou bien par la constitution du corps ?

Quant à la première supposition, elle est pour nous négative; car nos hommes de science n'ont pas observé un dérangement

(1) Voir l'article Variole dans le dictionnaire des Sciences médicales.

(2) Quelques auteurs prétendent que la petite vérole est le résultat d'une infection miasmatique.

dans la marche des planètes, ni trouvé dans l'analyse de l'atmosphère, dans les contrées où il existait des épidémies varioliques, des preuves pour motiver cette assertion. Quant à la seconde supposition, il n'en est pas ainsi, car nous pensons que la maladie est devenue constitutionnelle; mais pour être bien compris, nous devons, relativement à la propriété du mot *maladie constitutionnelle*, faire une digression que le lecteur voudra bien nous permettre, afin qu'on comprenne toute notre pensée.

Une maladie est constitutionnelle, dit Montègre, quand elle tient à la constitution du corps, et la constitution, dit-il, est la manière d'être ou la disposition générale de nos parties principales; tandis que Gallien fait observer que l'état qu'indique le mot *constitution* est désigné par quelques auteurs du nom d'habitude, de disposition, de complexion. Eh bien, cette disposition, cette habitude et cette condition individuelle, propre au développement d'une affection, est ce que Valérius appelle essence d'une maladie, qui consiste, dit-il, moins dans l'opération ou la fonction lésée, que dans la disposition du corps, qui fait qu'elle est lésée. Voilà ce qui nous a porté à dire, dans le mémoire envoyé au comité de vaccine, que le virus variolique est préexistant dans l'économie animale dans les générations actuelles (1), ce qui établit la constitution variolique qui a dû se former par le passage de ce virus, du père au fils successivement, et, pendant des siècles, sur les descendants du premier qui en a été atteint; de sorte que nous pouvons dire avec Roussel que l'homme naît avec la disposition à avoir la petite vérole; il en est de même dans quelques autres maladies; la goutte, par exemple, peut se transmettre du père au fils ou au petit-fils, et quelquefois même à des générations très-éloignées. L'affection syphilitique a aussi cette fâcheuse faculté de se transmettre du père au fils, sans que le premier en porte le moindre

(1) Répondra-t-on à notre hypothèse, que la variole n'a pas toujours existé, et comment il peut se faire que l'espèce humaine a contracté une disposition qui la poursuit de génération en génération? Mais on ignore que les premiers hommes, ainsi que l'a dit un auteur, n'étaient pas sujets aux affections graves que nous éprouvons aujourd'hui fréquemment. Nous ne dirons pas avec Jean-Jacques Rousseau que les sciences et les arts ont fait dégénérer le physique et le moral de l'homme, mais nous ne doutons pas que la civilisation n'ait contribué fortement, tout en nous donnant le moyen de nous débarrasser de plusieurs maladies, à nous disposer à d'autres très-graves; car il est évidemment démontré que les progrès du cancer et de la folie marchent en rapport du progrès de la civilisation des pays et des personnes.

symptôme, et les descendants de celui qui porte une maladie vénérienne occulte, ne l'éprouvent le plus souvent qu'à l'âge de puberté : plusieurs auteurs nous en donnent des exemples.

Il résulte de nos réflexions que le virus variolique s'est identifié à notre être, de manière qu'aujourd'hui il en fait partie intégrante; or, on peut dire que cette affection est *constitutionnelle*, et l'opinion de Montfaleon corrobore parfaitement la nôtre : selon lui la personne, que la variole n'a pas frappé, est celle qui n'a pas assez vécu. La constitution variolique se transmet donc par la voie d'hérédité (1); les preuves de cette assertion sont des faits ; car comment expliquera-t-on que si la maladie qui fait notre sujet, nous arrive par la contagion ou par l'effet des phénomènes météorologiques, le fœtus en soit atteint et non pas la mère. Cependant les observations sont là et la logique des faits réfute toute opinion

(1) On ne peut pas révoquer en doute les affections héréditaires ; aussi Gernel disait *ortus nostri vis est, nec parum felices bene noti, maximâ,* et Montaigne, on voit éscouler, des pères aux enfants, non seulement les marques du corps, mais encore une ressemblance de complexion et d'inclination de l'âme.

contraire ; quelle loi physiologique pourrait nous expliquer un tel phénomène? aucune ; c'est donc la disposition innée que
nous appelons dyscrasie variolique, qui est
cause efficiente. Ce point de doctrine établi, il nous sera facile, ainsi que nous l'avons
dit, de démontrer pourquoi le virus vaccin
n'agit que temporairement, et pourquoi aussi
la petite vérole se reproduit sur quelques
sujets. Le médecin qui a long-temps observé cette maladie est persuadé de cette vérité, ce qui a fait dire à Pourcelot que si
la vaccine n'éteint pas entièrement l'aptitude
à contracter la petite vérole, de même cel-
le-ci ne met pas irrévocablement à l'abri de
la récidive ; c'est un fait observé par tous
les hommes de l'art qui ont écrit sur cette
matière, et notre expérience y est conforme. Ainsi on ne doit pas être étonné que
le virus vaccin ne garantisse pas toujours du
fléau, puisque la variole elle-même peut se
reproduire plusieurs fois sur le même indi-
vidu ; mais tous ces phénomènes s'expliquent
très-bien, en reconnaissant, avec Cauttrenius,
un germe inné qui ne peut être chassé entièrement du corps, un levain variolique dont
il reste toujours quelques particules , qui passe
à l'enfant et qui échappe à l'action de la

vaccine. Nous avons été dans la nécessité de reproduire cette opinion, en suivant la filiation des symptômes qui nous font remonter de l'effet à la cause : or, il n'est plus en doute pour nous que le virus variolique préexiste dans notre économie animale et à un degré plus ou moins fort; voilà pourquoi des sujets d'une complexion identique en apparence, sous tous les rapports, n'éprouvent pas la variole au même moment; et, au contraire, parfois à des temps très-éloignés les uns des autres. Comme la disposition individuelle procrée le ferment variolique, chose indispensable au développement de la vaccine, ainsi que nous le prouverons (1), nous sommes autorisé à , dire avec Bordeu, que le tempérament est le champ qu'ensemence la maladie et la vaccine, comparée, par Alibert, à un grain de blé qui fructifie avec autant plus de force qu'il est ensemencé dans un bon terrain. Nous déduisons de la pensée de ces deux auteurs que la disposition est la source de nos maladies, et comme rien n'est plus impénétra-

(1) Nash, chirurgien à Schashbury, a dit dans ses propositions rapportées dans l'ouvrage de M. Husson : Les personnes qui ne peuvent être infectées de la petite vérole ne peuvent gagner la vaccine.

ble, ainsi que le dit Baglivi, que les causes qui tiennent à certaines dispositions du corps, et que cette vérité s'applique surtout au développement de la variole, on ne pourra jamais se rendre un compte exact des causes essentielles qui la produisent, attendu que nous n'arrivons le plus souvent à une vérité médicale que par induction ou par analogie. Cela établi, c'est-à-dire qu'il existe en nous un principe de variole qui grandit et qui marche avec nous-même, principe indispensable pour le développement de la vaccine, ce qui fait que cette dernière est d'autant plus franche que la dyscrasie variolique a plus de puissance, il se passe un phénomène qui a des rapports avec ceux qui résultent d'un réactif jeté sur une substance où l'on veut reconnaître un agent avec lequel il a de l'affinité; s'il n'y a pas de phénomène chimique, c'est que le réactif n'a pas rencontré de substance propre à sa combinaison; mais, dans le cas contraire, s'il rencontre une matière qui donne prise à son action, il en résulte un corps tout particulier; ce fait n'a pas besoin d'être prouvé, il est connu des hommes qui ont les premières notions de chimie.

La disposition variolique plus ou moins

forte, reconnue, il sera facile de prouver pourquoi la vaccine ne se développe pas sur les différents sujets inoculés au même moment et avec le même virus, et pourquoi aussi la révaccination a produit une bonne éruption vaccinale sur les individus chez lesquels une première inoculation vaccinale avait produit des pustules anormales ; les faits suivants vont nous expliquer à la fois comment il peut se faire que le sujet déjà vacciné soit atteint de la petite vérole : d'où l'utilité de révacciner.

Première observation.

Le nommé Louis B., âgé de douze ans environ, avait déjà été vacciné à l'âge de deux ans, par un homme de l'art, et portait de cette inoculation l'empreinte de plusieurs boutons au bras. En 1828, je fus prié par le père de ce jeune homme de l'inoculer de nouveau ; quoique je ne doutasse pas que le premier vaccin fût bon. D'après les empreintes qu'il avait laissées au bras, le rapport que l'on m'avait fait de la marche et du développement de la vaccine, et surtout l'épreuve qu'avait subie l'enfant en restant parmi des varioleux, sans avoir contracté la variole, je me décidai à le vacciner encore pour convaincre les parens que la première vaccination était bonne. Plusieurs boutons vaccins furent le résultat de cette nouvelle inoculation, et parcoururent leur période régulièrement. Un an après, la variole se déclara dans le village et le jeune homme n'en fut pas atteint, ce qui était une preuve incontestable du bon effet de la révaccination ; mais, moins heureux en 1837, dix ans après la seconde vaccination, il fut atteint d'une variole discrète.

Deuxième observation.

Pierre G., âgé de douze ans, fut vacciné à l'âge de quatre ans. Six piqûres furent faites sur la poitrine et quatre à la partie postérieure du cou (1) ; il résulta de cette inoculation cinq boutons sur le thorax et deux au cou ; il survint sur les parties une inflammation érésipélateuse, occasionnée sans doute par la déchirure des boutons qu'avait faite l'enfant avec les ongles. Nous ne pûmes donc pas observer la

(1) Nous avons cru pendant quelque temps que l'action du virus vaccin était locale ; aussi nous pratiquions les piqûres sur les parties les plus rapprochées de la face et de la partie antérieure et supérieure de la poitrine, pour éviter que la variole y fît moins de ravages, dans le cas où l'inoculé en serait atteint ; mais l'expérience a démenti cette opinion, que quelques médecins Allemands professent.

forme physique des boutons aux deux dernières phases de leur développement, ni tirer aucun renseignement positif de la fièvre, puisqu'elle pouvait appartenir à l'inflammation que nous venons de signaler; cependant nous avons lieu de croire, d'après les caractères qu'avaient présenté les boutons vaccins à la première stade, que la vaccine était bonne. En 1831, époque où l'enfant avait six ans, la petite vérole régna dans le village, et quoique l'enfant fréquentât des varioleux, il ne contracta pas cette affection; mais comme le sujet de la précédente observation, moins heureux en 1837, il éprouva une variole confluente dont la poitrine, le cou et la face furent complètement couverts; les autres parties du corps furent ménagées.

Troisième observation.

Le nommé Antoine B., âgé de dix-huit ans environ, fut vacciné à l'âge de six ans. L'éruption vaccinale se fit parfaitement et présenta tous les caractères de la vraie vaccine. Vacciné de nouveau pendant les cinq années qui suivirent la première inoculation, ce ne fut qu'à la cinquième que le vaccin se développa, mais incomplètement, c'est-à-dire

que les boutons présentèrent les caractères
de la fausse vaccine, quoique le même virus
eût produit sur d'autres sujets une éruption
vaccinale des mieux caractérisées; d'après
ces expériences, nous crûmes ne pas pouvoir
douter que la première vaccination avait détruit toute disposition variolique et qu'il n'é-
tait plus possible d'enter sur lui la vaccine;
mais en 1837, dix ans après la première
vaccination, époque où la variole régnait
dans le pays d'une manière épidémique, le
sujet éprouva une variole discrète.

En nous résumant, nous nous croyons autorisé à dire que la disposition variolique
est comme toutes les autres dispositions que
nous portons en naissant à telle ou telle autre maladie ; ce qui a fait dire à Cabanis,
que les maladies existent dans la nature, puisqu'elles résultent de ses lois. Aussi avons-nous
qualifié cette disposition de tempérament,
tempérament qui est plus ou moins modifié
par l'inoculation vaccinale, selon qu'il est
plus ou moins prédominant, et l'on trouve
la preuve péremptoire de nos assertions
dans les observations rapportées; car, ayant
vacciné des sujets avec le même virus et
au même moment, tous d'une bonne complexion, les uns nous ont donné une bonne

éruption vaccinale , et les autres une fausse. Six années après , ayant répété nos expériences sur les mêmes sujets , nous avons obtenu une vraie vaccine sur ceux où d'abord elle s'était développée fausse , tandis que ceux sur qui elle s'était développée avec toutes les attributions d'une bonne vaccine , l'ont présentée équivoque.

Ces faits nous démontrent évidemment que l'inoculation vaccinale , quoique pratiquée sur des sujets dont les conditions étaient presque identiques , n'a pas eu le même résultat, puisque chez les uns le virus vaccin a produit un effet réel , et chez les autres l'effet a été négatif. Plus tard la revaccination, pratiquée avec le même virus et sur les mêmes sujets , a produit un effet contraire.

On est porté à conclure de ces faits , que ceux, sur qui le virus a déterminé une bonne vaccine , portaient une disposition à la variole, et que les autres avaient un mauvais tempérament varioleux. Qu'on nous permette ici une comparaison qui nous paraît avoir de l'analogie; il en est de la vaccine , comme d'une bonne qualité de blé qui , ensemencé dans une terre aride , ne produirait probablement qu'un épi grêle et dont l'étiolement arriverait probablement avant la parfaite mâturité du grain. Il faut le concours du terrain et de la semence, comme il faut le concours du levain variolique et de la vaccine pour que cette dernière se développe avec tout son cortège normal. Les preuves de nos assertions sont les faits précités et les circonstances observées pendant une épidémie variolique, circonstances que nous allons reproduire ici. Pour laisser moins de doutes sur les faits par nous observés, nous invoquerons l'expérience de notre père, qui s'est occupé de l'inoculation vaccinale depuis que le virus a été importé dans notre département.

L'observation a fait reconnaître que le meilleur moyen d'arrêter les épidémies varioliques était de vacciner, au centre des épidémies, touts les sujets susceptibles de l'être. Cette pratique nous a prouvé que les individus, qui vivaient sous l'influence d'un miasme variolique, étaient dans de meilleures conditions pour être vaccinés, puisque nous avons remarqué, dans un cas d'épidémie, que les sujets chez qui la vaccine n'avait pu se développer, après plusieurs tentatives d'inoculation, ont été inoculés avec succès, sous l'influence du miasme épidémique. Les observations faites par notre père sont

conformes aux nôtres ; ce fait nous prouve
que le levain vaccinal a été d'abord impuis-
sant, parce qu'il n'a pas été secondé par la
disposition individuelle; mais, après que le
sujet a eu éprouvé l'influence épidémique ,
le virus vaccin a trouvé les conditions pro-
pres à la réaction , réaction indispensable à
l'apparition des pustules de bonne nature ;
ce qui corrobore l'opinion de la préexistence
du virus variolique.

Or, si la première inoculation ne détruit
pas complètement le virus variolique , on
n'apporte pas une modification suffisante dans
la prédisposition. Le sujet court la chance
d'être atteint de la variole; en conséquence
ne pouvant pas dire, à priori, qu'une première vaccination produise un résultat aussi
heureux, et comme la moindre disposition
à la variole, peut être alimentée par une
de ces choses que nous ne pouvons toujours
apprécier, la revaccination devient indispensable. Cela établi, il doit nous être facile
de nous expliquer, pourquoi la vaccine ne
s'est pas développée sur les différents sujets
inoculés avec le même virus et au même
moment, et pourquoi aussi la revaccination
a produit une bonne éruption vaccinale, sur
les individus chez qui la première inoculation

avait produit des pustules anormales. Nous n'hésiterons donc pas à croire que par une vaccination permanente, nous obtiendrons la disparition de la variole (1); cela nous est prouvé par les faits suivants. Dans une contrée de notre montagne, les habitants ont toujours été disposés à se laisser vacciner; aussi nous avons vu les épidémies varioliques promener leurs faulx homicides sur les habitants des communes limitrophes de cette contrée; mais respecter cette population soumise préalablement à la vaccination et à la revaccination; je dis respecter, car sur une population de six mille individus environ, nous n'avons observé que quatorze cas de varioloïde, ce qui milite en faveur des douces espérances que nous avons d'obtenir l'extinction de la variole, puisqu'il nous est démontré par l'histoire de la varioloïde et de la vaccine que la première est postérieure à la seconde (2).

(1) Cette opinion était celle d'un de mes premiers maîtres (Rigal père), mais que son digne fils ne partage pas, puisqu'il dit dans son rapport précité sur la vaccine : mon père s'abusait, et ce n'était qu'une illusion de son cœur.

(2) La varioloïde est-elle la variole modifiée par le virus vaccin, ou bien est-elle une espèce qui existait avant l'importation du virus vaccin en Europe? Cette question est encore en litige, et nous devons attendre de quelque nou-

Cela nous porte à croire, avec quelques écrivains, qu'elle n'est qu'une petite vérole modifiée par l'influence vaccinale, ou plutôt une petite vérole avortée.

Je pense que nous avons suffisamment démontré que le virus variolique est aujourd'hui partie intégrante du genre humain, que la vaccine ne peut être normale sans le concours du ferment variolique et qu'elle finira par étouffer complètement la variole. O vaccinateurs! ne vous découragez pas! vous travaillez à une œuvre qui vous donne des droits à la reconnaissance des populations présentes et futures; écoutez le poëte qui vous dit:

> Votre mérite est attesté,
> Loin d'adopter aucun système,
> Vous ne cédez qu'à l'empire suprême
> De la raison et de la vérité.

veau nosographe la résolution de cet important problême. Quant à nous, n'ayant pas su reconnaître les caractères de la varioloïde, dans la description des différentes varioles faites par les médecins qui ont écrit avant les premières vaccinations, nous sommes porté à croire que la vaccine est antérieure à la varioloïde, et que cette dernière est une variole qui, probablement, a été modifiée par le vaccin, puisqu'elle s'observe toujours sur les individus vaccinés.

Troisième Question.

Le virus vaccin a-t-il dégénéré?

Pour résoudre cette question, il est important de rapporter des épreuves comparatives que nous avons faites de l'ancien virus avec le nouveau, et d'établir, par des faits, que l'un n'est pas meilleur que l'autre.

Dès qu'on s'aperçut que la variole se déclarait sur une partie des sujets vaccinés, les inoculateurs se demandèrent pourquoi tous les vaccinés n'étaient pas également atteints, lorsqu'ils s'exposaient à la contagion de la variole? A cet effet des investigations furent faites pour en reconnaître la cause, que l'on crut trouver dans la diminution de l'énergie du virus vaccin, et, d'après cette conjecture, que le virus avait perdu une partie de sa propriété antivariolique, on a cherché à le renouveler; mais la nouvelle vaccine provenant du cowpox, que l'on a trouvé en France ou dans d'autres nations, n'a pas eu de meilleur résultat; car les individus inoculés de ce nouveau virus ont éprouvé la variole comme ceux inoculés avec l'ancien (1). Nos observa-

(1) Le cowpox, découvert en France, a été reconnu par une commission nommée par l'Académie, comme étant le véritable, et, en conséquence, de même nature que celui découvert par Jenner.

tions, jointes à d'autres que je ne rapporte pas ici, en sont des preuves incontestables; mais écoutons notre honorable et savant confrére, M. Rigal, qui prétend, avec d'autres praticiens, que le virus s'est affaibli : il appuie son opinion sur celles de MM. Baudelocque et Emérie. Ces médecins rapportent que le premier virus vaccin déterminait ordinairement des accidents inflammatoires, plus ou moins graves, et que ces mêmes phénomènes se sont reproduits sur des sujets chez qui on a inoculé le virus récemment découvert ; tandis que l'ancien virus est inoffensif. De plus, M. Rigal a observé que les cicatrices, qui résultent des boutons vaccins du virus inoculé autrefois, sont plus prononcées que celles que nous obtenons aujourd'hui ; il étaie son opinion sur celle de M. Guerson. Comme ces praticiens, nous avons observé, sur quelques sujets chez qui nous avions inoculé du virus vaccin nouveau, les mêmes phénomènes, c'est-à-dire, de fortes inflammations vaccinales et des cicatrices très-prononcées; mais nous devons dire aussi que l'ancien virus nous a donné très-souvent les mêmes résultats. De l'examen de ces divers faits, il ne résulte pas, pour nous, les mêmes convictions que celles des médecins cités, ce que nous allons prouver par nos observations.   5

Le nommé Antoine B. , âgé de trois ans, d'une bonne complexion, fut inoculé au bras gauche, avec du virus vaccin nouveau : le jeune enfant fut vacciné aussi au bras droit avec du virus ancien. Il résulta de cette double vaccination le développement de deux pustules à chaque bras, dont la marche ne présenta rien de particulier; même expérience répétée, même résultat. Plus tard, nous avons vacciné vingt sujets avec le nouveau virus et vingt autres avec l'ancien (1). Sur les vingt inoculés avec ce dernier, *quinze seulement nous ont présenté une vaccine normale;* sur deux, elle a été fausse, et sur trois, l'éruption a complètement manqué. Sur ceux vaccinés avec le nouveau virus, *quatorze* ont offert de vraies pustules, cinq n'ont pas eu d'éruption et un seul nous a présenté une fausse vaccine. Nous avons répété la même expérience sur quarante autres sujets, dont la moitié vaccinée avec l'ancien virus, et l'autre moitié avec le nouveau. Ainsi que nous l'avions précédemment vu, il est résulté des nouvelles expériences que ceux vaccinés avec l'ancien virus, ont tous eu une

(1) Parmi les vingt sujets vaccinés, il y en avait la moitié de chaque sexe, et tous étaient à-peu-près du même âge et de même complexion.

éruption vaccinale parfaite , tandis que sur ceux inoculés avec le nouveau , dix-neuf ont présenté une vaccine vraie et un , une fausse.

Quant à l'inflammation vaccinale , elle a été plus forte sur sept sujets , et nous avons observé qu'elle a été beaucoup plus intense sur l'un d'eux chez lequel nous avions à dessein porté plus profondément le virus. Les cicatrices que nous ont présentées tous les vaccinés ont été à-peu-près les mêmes, sauf les sept sujets sur qui l'inflammation vaccinale a été plus forte où les cicatrices sont plus sensibles. Quatre de ces sujets avaient été inoculés avec l'ancien virus et trois avec le nouveau. Il résulterait de nos observations que sur les vingt premiers sujets , il y aurait eu un cas de fausse vaccine de plus que sur ceux vaccinés par le nouveau virus , tandis que sur les sujets qui auraient été l'objet de notre seconde expérience , l'ancien virus aurait eu un résultat complet, et le nouveau aurait, sur le nombre, produit un cas de vaccine équivoque.

Quant à l'empreinte qu'ont laissée les pustules , on peut remarquer que cette empreinte ou cicatrice a été plus considérable chez les sept individus sur lesquels l'inflammation vaccinale a été plus forte.

Nous voyons, d'après tous ces faits, que

les individus vaccinés à un bras , avec l'ancien virus, et à l'autre bras avec le nouveau , n'ont présenté aucune différence , soit dans l'inflammation vaccinale , soit dans les cicatrices des boutons vaccins , et que sur quatre - vingts inoculés , dont la moitié avec l'ancien virus et l'autre moitié avec le nouveau , il y a eu une bonne vaccination en faveur de l'ancien virus. Pour ce qui concerne la réaction vaccinale locale , c'est-à-dire l'inflammation déterminée sur le point de l'inoculation , il y a eu un cas de plus pour l'ancien virus , puisque sur sept il y en a eu quatre.

Nous sommes donc autorisé à conclure que l'ancien virus n'a pas dégénéré et ne s'est pas affaibli , qu'une forte inflammation vaccinale peut être le résultat de l'inoculation de l'ancien virus, comme du nouveau , et que les cicatrices très-prononcées, qui résultent quelquefois des pustules , sont aussi fréquemment la conséquence de l'un que de l'autre virus.

Avant de terminer, nous allons faire quelques réflexions sur les sept sujets qui nous ont présenté une inflammation vaccinale plus forte , et des cicatrices plus considérables.

Nous pensons que la cause essentielle de cette inflammation ne peut être attribuée à l'énergie plus ou moins forte du virus ; car, s'il en était ainsi, nous l'aurions observé sur tous les inoculés par le nouveau vaccin, tandis que sur quarante sujets, ce phénomène ne s'est présenté que trois fois, et que l'ancien virus l'a occasionné plus souvent. Les cicatrices très-prononcées ont été observées particulièrement sur les individus sur lesquels l'inflammation vaccinale avait été plus forte qu'à l'ordinaire, et surtout chez l'inoculé, sur qui les piqûres avaient été plus profondes; mais il est probable que cette inflammation a été produite par une condition toute particulière de la peau, ou plutôt par la disposition individuelle (1). Une autre circonstance se présente encore; elle a été observée par M. Picard, médecin à Louviers. Cet auteur a observé que si l'on porte le virus vaccin profondément dans le tissu cu-

(1) Quel est le médecin qui peut contester cette condition individuelle, appelée *idiosyncrasie*, qui fait d'une légère piqûre ou d'une écorchure légère produites sur un sujet d'une apparence de bonne complexion, une inflammation traumatique qui mérite un traitement sévère, tandis qu'une forte contusion ou toute autre blessure grave, sur un autre, ne produit simplement qu'une réaction suffisante pour opérer la cicatrice de la plaie ou la résolution de la contusion; cette assertion est péremptoire, puisqu'il n'y a pas de praticien qui n'ait pu la vérifier et en reconnaître la justesse.

tané, on obtient des cicatrices plus marquées ; c'est ce que nous avons observé comme lui. Ce même auteur prétend que les anciens procédés opératoires pour l'inoculation vaccinale diffèrent des nouveaux , en ce qu'autrefois on faisait des piqûres très-profondes et qu'aujourd'hui on les fait très-superficielles (1). Cette manière de vacciner explique suffisamment à ce médecin, pourquoi nous obtenons des cicatrices moins prononcées? Notre expérience étant conforme à celle de M. Picard, nous devons conclure comme lui ; cependant nous attendons le résultat de nouvelles expériences, pour être entièrement convaincu ; car nous sommes porté à croire que la forte inflammation vaccinale a , pour cause essentielle , l'idiosyncrasie , plutôt que le procédé opératoire.

COROLLAIRES.

C'est une vérité pour nous qu'en médecine il n'y a point d'antidote ; aussi avons - nous démontré que le virus vaccin ne garantissait

(1) Notre père, qui a suivi toujours le procédé de son époque , pour l'opération de l'inoculation vaccinale, c'est-à-dire qu'il a toujours introduit profondément le virus vaccin, nous a fourni l'occasion de faire un parallèle des cicatrices résultant de l'ancien procédé et de celui que nous suivons.

pas toujours de la variole, quoi qu'il soit le seul et unique agent connu jusqu'à aujourd'hui qui préserve fréquemment des ravages que cette dernière fait tour à tour sur différentes populations (1) ; mais nous sommes convaincu qu'une vaccination permanente, nous conduirait à l'anéantissement de ce fléau (la petite vérole) qui, depuis plus de mille ans, désole l'espèce humaine. Nous devons donc chercher à faire comprendre, aux populations entières, qu'elles doivent se soumettre à l'inoculation et à la réinoculation vaccinales, et persuader les médecins incrédules que le virus vaccin sera désormais un antivariolique : c'est ce que nous avons fait en démontrant, par nos observations, que le virus vaccin ne pourrait se développer sur un sujet, s'il n'était disposé à la variole, c'est-à-dire, s'il n'était

(1) Un médecin a tout récemment observé que les boutons, qui résultent des frictions faites avec la pommade stibiée, avaient une forte ressemblance physique avec les boutons vaccins, et que cela l'avait conduit à faire des expériences, afin de savoir si la matière de ces boutons avait la propriété de se transmettre par inoculation, et si cette matière était un antivariolique. Nous avons répété les mêmes expériences et nous attendons que le temps juge cette question. Mais si nous n'avions pas assez de vie pour vérifier nos épreuves, on trouvera sur nos tablettes, les noms, prénoms et domiciles des sujets qui ont servi à nos expériences.

dans cette condition , que nous désignons par le mot de *Dyscrasie-variolique ;* car, dans le cas contraire, le virus vaccin le plus pur dégénère et produit la fausse vaccine ; et si les détracteurs de cette dernière s'étaient donné la peine de faire des expériences et d'observer, ils n'auraient pas accusé le vaccin d'impuissance ; ils se seraient convaincus qu'il faut un concours de circonstances pour accomplir un fait. Or, le développement de la vraie vaccine ne peut pas se faire , s'il n'y a pas les dispositions varioliques , et de plus , il faut que l'homme de l'art prenne le virus en temps opportun , ou bien , s'il se sert des croûtes ou du virus contenu dans des tubes, qu'il porte toute son attention à ce que la matière ne se soit pas détériorée ; alors le succès de la vaccine ne sera plus un doute , tandis qu'on l'accuse et la décrédite dans le public : voilà pourquoi nous éprouvons tant de difficultés à la propager. On aurait donc dû chercher les causes de la fausse vaccine (1), seules sources de l'erreur ; car

(1) Dans un mémoire qui fut inséré en partie dans l'ancien journal de médecine de Toulouse, nous avons signalé une infinité de causes qui donnent lieu au développement de la fausse vaccine. Nous pensons qu'il est inutile aujourd'hui de revenir sur cette question ; car, quelques vaccinateurs depuis, ont reproduit nos réflexions, à ce sujet.

un trop grand nombre d'observations ont démontré la propriété antivariolique du vaccin, pour qu'on ose aujourd'hui contester sa propriété, à moins qu'on ne soit sceptique. La fausse vaccine est donc le résultat d'un virus enté sur un sujet qui n'est pas dans des conditions légitimes, ou bien le résultat d'un virus altéré. Le vaccinateur doit porter toute son attention sur le développement et la forme du bouton, pour ne pas être induit en erreur, afin de ne pas négliger de revacciner. Il doit même revacciner par intervalle de huit ou dix années jusqu'au terme de l'adolescence, afin de s'assurer si les sujets n'ont pas acquis des dispositions varioliques ; car nos expériences nous ont démontré, quoiqu'en disent quelques vaccinateurs, que la revaccination était indispensable chez les individus qui naissent avec cette grande disposition à la variole ; ce qui rend l'action de la vaccine temporaire.

Si la vraie vaccine n'est que le résultat du mariage, qu'on me passe l'expression, du levain variolique avec la matière du cowpox ou du virus vaccin, proprement dit, nous devons conclure que la disposition variolique étant complètement détruite, nous n'aurons, plus tard, que de fausses vaccines ; mais alors

ñous pourrons abandonner l'inoculation vaccinale , attendu que la petite vérole sera au
rang de ces affections qui ont disparu de
l'Europe.

Les sollicitudes des vaccinateurs furent ré-
veillées par quelques cas de variole, qui parut
sur des enfants vaccinés ; alors des investigations furent faites , et on crut reconnaître
que la diminution de force et d'énergie du
virus vaccin en était la cause. Cette conjecture était fondée sur les symptômes consécu-
tifs de l'inoculation vaccinale , qui ne parais-
saient pas être les mêmes qu'autrefois, et sur
les expériences faites avec du virus plus ou
moins vieux (1). De toutes ces observations
il dut résulter cette conséquence, toute na-
turelle , qu'il fallait renouveler la vaccine
par le cowpox. De suite , on se procura des
vaches atteintes de cette maladie , et le virus
fut régénéré ; mais la surprise des auteurs
de ces expériences a été grande, en voyant
que les vaccinés , avec du nouveau virus, n'ont
pas été plus épargnés dans quelques circonstances que ceux inoculés par l'ancien.

Quant à nous , nous avons été conduit par
ños réflexions et nos expériences à recon-

(1) Voir le rapport sur la Vaccine de l'année 1824 , par
M. Rigal fils.

naître que le virus vaccin n'avait pas dégénéré, et qu'au contraire, il se renouvelle à
chaque inoculation, puisqu'il est le résultat
de la combinaison du levain variolique avec
le cowpox ou le virus vaccin. Aussi, fort de
notre conviction, nous pouvons assurer au
public, et à nos confrères, que la vraie vaccine
a sauvé un nombre infini d'individus, et
qu'elle parviendra, si on continue à la propager, à détruire le fléau variolique.

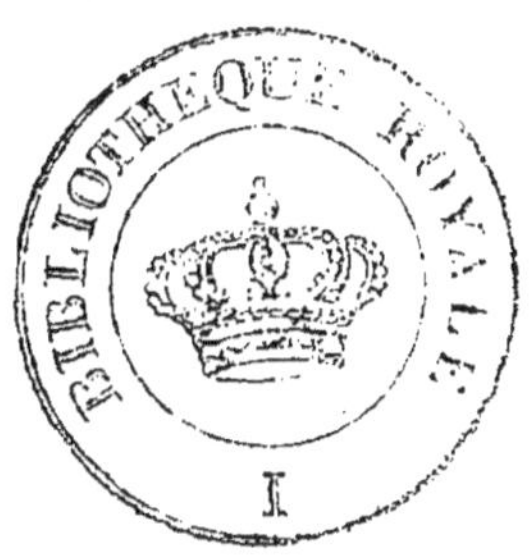

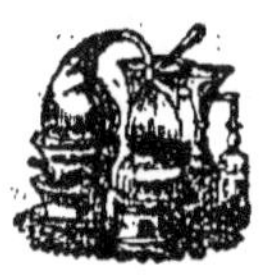